ÉTUDE

DE

NOUVELLES PLANTES MÉDICINALES

NÉOCALÉDONIENNES

A. Résine de GARDENIA. — *B*. Gomme-résine de GARCINIA.
C. Produits des SPERMOLEPIS (Chêne-gomme).

PAR

MM. Édouard HECKEL et Fr. SCHLAGDENHAUFFEN

Extrait du **Répertoire de pharmacie**
AVRIL 1893 ET NUMÉROS SUIVANTS

PARIS
IMPRIMERIE ÉDOUARD DURUY
22, RUE DUSSOUBS, 22
—
1893

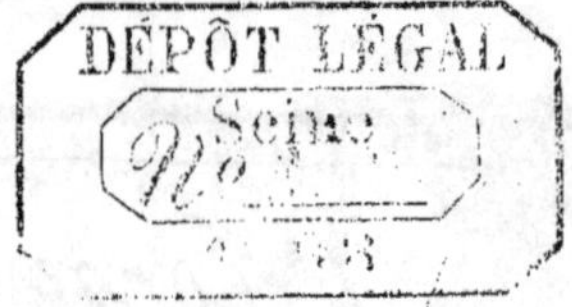

ÉTUDE

DE NOUVELLES PLANTES MÉDICINALES

NÉOCALÉDONIENNES

PAR

MM. Édouard HECKEL et Fr. SCHLAGDENHAUFFEN.

Les bois du Prony constituent, comme l'ont démontré les belles études du général Sebert (1), dans la région sud-est de la Nouvelle-Calédonie, une puissante richesse forestière. Au milieu de ces essences variées, dont l'un de nous a donné le dénombrement botanique et la dispersion en zones (2), on trouve des bois de toutes qualités, durs et tendres, c'est-à-dire propres à tous les usages. Mais, en outre, certains de ces végétaux, que nous avons cru devoir étudier de près, se sont montrés de sérieux producteurs de résines, de gommes-résines, et de substances diverses présentant un intérêt réel, soit en raison de leur utilisation industrielle possible, soit au point de vue scientifique pur, soit comme applications thérapeutiques.

Nous nous proposons d'indiquer ici sommairement les résultats que nous ont donnés ces études et ces tentatives d'utilisation des produits végétaux de la baie du Prony, et nous le ferons avec la certitude d'indiquer une voie féconde, car bien d'autres plantes que celles dont il va être question ici promettent, dans cette même région, de rendre à l'industriel qui les mettra en valeur un revenu important et assuré. De ce nombre se trouvera certainement le *Myodocarpus simplicifolius* Brong. et Gr.,

---

(1) H. SEBERT. — *Notice sur les bois de la Nouvelle-Calédonie.* — Paris, Arthus Bertrand, 1874.

(2) *Flore de la région sud-est de la Nouvelle-Calédonie (baie du Prony) ; sa disposition en zones*, par M. Ed. HECKEL (*Annales de la Faculté des sciences de Marseille*, 1892).

dont l'écorce et les feuilles exhalent l'odeur de la coriandre et du fenouil : ce bel arbre est très abondant dans la forêt située à l'est de la baie du Nord. Les ouvriers de la transportation l'appellent *Carottier, bois d'absinthe, bois d'anisette.* Évidemment cette écorce, riche en essence, recevra une application industrielle ou médicale. Il en sera de même de son congénère *Myodocarpus fraxinifolius* Brong. et Gr.

Mais, pour parler uniquement des produits que nous avons soumis à l'étude, nous esquisserons rapidement les résultats de nos recherches concernant les *Gardénias*, les *Chênes-gomme,* les *Garcinias*, les *Kaoris*, et les *Araucarias*.

A. Résine de GARDÉNIA

Les bourgeons foliaires de trois *Gardenia*, savoir : *G. Oudiepe* Vieil., *G. Aubryi* Vieil. et *G. sulcata* Gaertn., se couvrent d'un épais enduit protecteur de résine verte (1). Les deux dernières espèces sont les plus répandues à la baie du Prony. Nous donnons, à la page suivante, une figure du *G. Aubryi* avec son fruit (*f*) et ses divisions calicinales falciformes (*c*). Les plaies du tronc donnent aussi une sécrétion résineuse. Un arbuste produit 500 grammes de ces bourgeons. Les indigènes en emploient la résine enveloppante comme masticatoire. Ils la font également dissoudre dans le tafia pour panser leurs plaies et leurs ulcères. C'est évidemment un antiseptique, et il est couramment employé à ce titre, notamment à l'île Ouen. Mais l'usage qu'ils en font le plus communément est pour le calfatage des pirogues. Ils fondent alors la résine au bain-marie, en l'agitant constamment, et l'appliquent encore chaude sur les fissures de leurs barques, en la manipulant avec les doigts humectés d'eau ; ils plaquent enfin, sur le tout, une poignée de sable bien sec et bien fin qui s'incruste dans la masse.

Les bourgeons sont complètement noyés dans cette résine, jaune verdâtre, cassante, que les Canaques mâchent avec plaisir, quand ils sont privés de tabac. Cette résine s'amollit sous la dent, perd peu à peu sa couleur jaune et prend une teinte mate analogue à celle du mastic de vitrier. Elle imprègne la bouche d'un

(1) Un travail anatomique ultérieur indiquera le singulier mode de sécrétion de cette gomme résine (blastocole) par les feuilles du bourgeon. Ce mode ne rappelle en rien celui qui est propre aux peupliers (assise superficielle sécrétante des feuilles) ; il se rapproche de celui qui est le plus communément répandu dans les végétaux comme *Rumex, Cunonia, Coffea, Ribes*, etc. (poils sécréteurs), mais sans cependant se confondre avec ce dernier procédé.

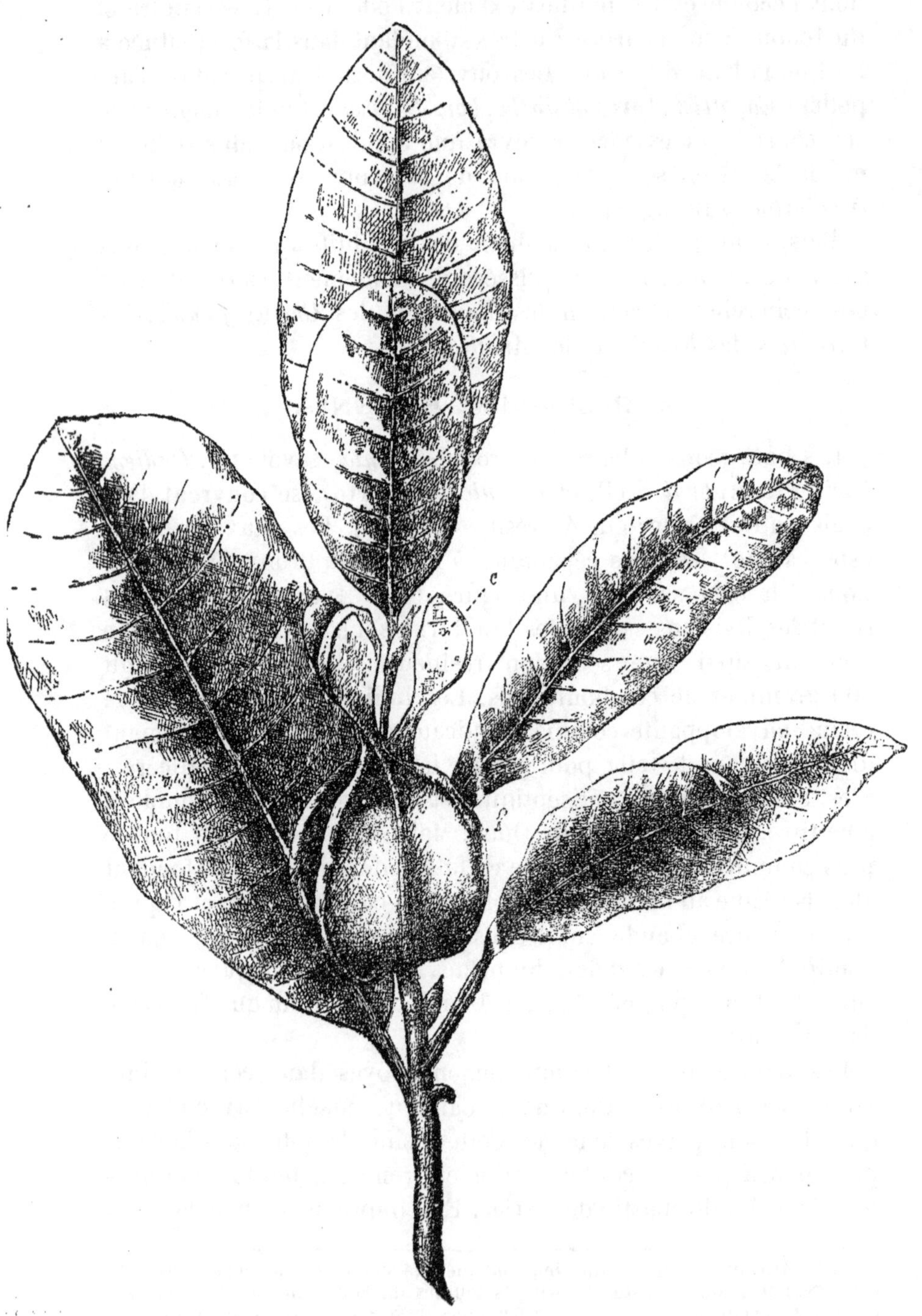

FIGURE 1. — *Gardenia Aubryi* Vieil.

goût assez agréable, qui est celui de la plante, en général très odoriférante elle-même; de plus, elle favorise la salivation. Cette plante est excessivement abondante à Prony, à ce point que notre correspondant a pu nous en expédier 20 kilos de bourgeons résineux pour en faire une analyse sérieuse (1).

Insoluble dans l'eau, cette résine est soluble en toutes proportions dans l'éther, qui, en s'évaporant, laisse une masse d'un beau jaune soufre opaque, ne durcissant qu'au bout de trois semaines à l'air libre, à moins qu'on ne l'étale en couche mince. A la chaleur, elle fond en se boursouflant et s'écoule en gouttelettes transparentes, en exhalant une odeur agréable.

Voici maintenant le résultat de l'étude chimique : on verra l'intérêt qui se dégage de l'examen approndi de cette composition chimique, au point de vue de la connexion originelle, dans les végétaux, des matières résineuses et tanniques, qu'on croyait généralement être de nature et de genèse tout à fait distinctes.

1. *Action de l'eau.* — La résine paraît entièrement insoluble dans l'eau froide : un fragment de 15 grammes environ peut rester en contact avec ce liquide sans le colorer. Mais, en opérant au bain-marie, le liquide prend, au bout de une heure ou deux, une légère teinte acajou, qui devient de plus en plus foncée par la concentration. Cette solution précipite par l'alcool. Le chlorure ferrique y fait naître une coloration vert foncé. La gélatine et l'émétique la précipitent en blanc. Le résidu, calciné avec du sodium, présente les caractères d'un composé azoté.

Ces diverses réactions indiquent donc que la solution aqueuse renferme des traces de matières gommeuses, tanniques et albuminoïdes. Leur existence n'a pas lieu de nous surprendre, puisque d'autres résines et gommes-résines fournissent identiquement les mêmes résultats.

2. *Action des dissolvants neutres.* — La résine se dissout plus

(1) Il n'est pas inutile de rappeler ici, ne fût-ce que pour montrer une fois de plus les affinités de la flore néocalédonienne avec celle de l'Inde, qu'il existe, dans cette dernière région asiatique, d'après Heber Drury (*Useful plants of India*, 351-352), deux espèces de *Gardenia : G. resinifera* Roth. et *G. gummifera* L., qui ont leurs bourgeons foliolaires noyés dans une résine jaune verdâtre, semblable à celle que nous étudions ici et employée aussi dans l'Inde à des usages semblables. Voici ce qu'en dit cet auteur : « Des bourgeons et des blessures de l'écorce de « *Gardenia gummifera* découle une très belle résine jaune, semblable à la gomme « Élémi et qui doit avoir quelque utilité..... Une résine odorante, connue dans « Canara et Mysore sous le nom de résine *Dikamalé*, est obtenue de cet arbre « (bourgeons foliaires et plaies du tronc). On la dit employée dans les hôpitaux, « pour éloigner les mouches des plaies, à cause de son odeur pénétrante. Elle « est employée par les vétérinaires indigènes et constitue une substance certai- « nement digne d'attention. »

ou moins vite dans les véhicules employés habituellement. L'acétone, le chloroforme, l'éther ordinaire et l'éther acétique tiennent le premier rang. Après eux, se rangent l'alcool à 95°, l'alcool à 90°, la benzine et l'acide acétique cristallisable, puis l'alcool amylique, et enfin, le sulfure de carbone, qui n'en dissout qu'une faible proportion.

3. *Solubilité.* — A 10 centimètres cubes de véhicule, nous ajoutons, par fractions successives, jusqu'à refus, 0 gr. 20 de résine, et arrivons ainsi au tableau suivant, qui indique le degré de solubilité de la substance pour 100 centimètres cubes de dissolvant :

Ether acétique.	98	pour 100
Acétone	98	—
Chloroforme	92	—
Ether ordinaire	90	—
Alcool à 95°	65	—
Alcool à 90°	38	—
Benzine	30	—
Acide acétique cristallisable	25	—
Sulfure de carbone	8	—
Ether de pétrole	0	—

Le meilleur moyen de préparer la résine pure consiste donc, d'après cela, à épuiser la matière brute par l'un ou l'autre des premiers véhicules et à évaporer ensuite la solution.

En opérant dans un appareil à déplacement continu, on réussit très bien, et l'on parvient, en moins d'une heure, à obtenir une grande quantité de produit. L'impureté de la résine consiste en menus fragments de tiges, et surtout de feuilles (des bourgeons), dont le poids varie de 2 à 3 pour 100 du poids total.

4. *Densité :* 1.102. *Point de fusion :* 83 degrés.

La résine s'électrise aisément par le frottement.

5. *Propriétés chimiques.* — La résine présente un certain nombre de caractères qui la différencient de toutes les autres.

Nous signalerons principalement les colorations vert foncé au contact du chlorure ferrique, et rouge avec l'acétate d'urane, qui semblent indiquer, de prime abord, que l'on a affaire à une préparation tannique.

La solution éthérée, acétonique ou alcoolique de la résine, étendue ou concentrée, peu importe, traitée par une gouttelette de chlorure ferrique dans l'alcool, devient vert foncé comme certaines solutions de tannin; mais, si la résine domine, on voit que la teinte verte du mélange passe au brun et au rouge foncé, phénomène que ne présentent jamais les tannins des divers végétaux. Si l'on ajoute au liquide vert foncé une goutte de carbonate de soude, on obtient une coloration rouge rubis, en même temps qu'un précipité rouge foncé. La liqueur alcoolique, convenablement étendue, ne présente, au spectroscope, aucune réaction qui mérite de fixer l'attention. Il n'existe pas de bandes d'absorption ; presque toutes les couleurs sont absorbées par une certaine épaisseur de liquide; le rouge seul ne l'est pas.

Le sel d'urane, ajouté à la solution alcoolique de la résine, fait naître une coloration rouge aussi vive que celle que donne le tannin.

En présence de ces deux réactions si nettes et se rapportant tout aussi bien à un principe tannique qu'à une résine, nous avions à rechercher si la substance ne contiendrait pas du tannin en proportion plus ou moins considérable ou serait constituée par un mélange de tannin et d'un autre principe. Cette hypothèse nous paraissait d'autant plus légitime que nous avions déjà trouvé des traces de tannin dans le traitement de la matière par l'eau. Mais, comme notre échantillon avait été préalablement débarrassé de tannin par l'eau, nous n'avions pas à craindre d'opérer sur un mélange.

A cette preuve de l'absence de tannin dans la matière, nous en ajoutons d'autres. La solution alcoolique ou acétonique de la résine est traitée par l'eau en présence d'une goutte d'acide chlorhydrique. Il se forme un précipité volumineux blanc, que l'on jette sur filtre. Le liquide qui passe est évaporé : on n'y constate pas la moindre coloration verte par addition de chlorure ferrique, ni de coloration rouge en présence de l'acétate d'urane.

Nous concluons donc de là que ces deux colorations, vert foncé et rouge, ne peuvent et ne doivent être attribuées à la présence de tannin mélangé à la résine, mais appartiennent, en propre, à cette dernière matière et constituent, par conséquent, des caractères spécifiques et différentiels.

La potasse caustique dissout la résine et donne une solution rouge orange, dont les acides minéraux étendus la précipitent de nouveau. En opérant à plusieurs reprises, on arrive à obtenir une résine incolore.

Les carbonates alcalins la dissolvent moins aisément, mais, en prolongeant le contact suffisamment longtemps et au bain-marie, toute la résine finit par se dissoudre. L'acide chlorhydrique la reprécipite de nouveau comme ci-dessus.

L'ammoniaque dissout également la résine à chaud, mais, au fur et à mesure que la solution est évaporée, elle devient trouble, en raison de la volatilisation du dissolvant. Le résidu ne constitue plus que de la résine insoluble dans l'eau. L'acide chlorhydrique concentré n'attaque pas la résine, pas plus à chaud qu'à froid.

Avec l'acide azotique ordinaire à chaud, on voit à peine se produire des vapeurs rutilantes, ce qui prouve la lenteur de son action. Mais l'acide fumant l'attaque énergiquement à chaud : la résine se colore en rouge brun, se dissout ensuite et se transforme en un composé difficilement soluble dans l'eau. Nous n'avons pas constaté, dans cette réaction, la formation d'acide oxalique ou picrique.

L'acide sulfurique concentré colore la résine en rouge orange. Quand on chauffe le mélange au bain-marie, il brunit au bout de quelques minutes et noircit plus tard, surtout si la quantité d'acide n'est pas bien considérable. Il se dégage de l'acide sulfureux. En traitant le résidu par l'eau, on obtient une masse floconneuse noire, qui, jetée sur filtre et lavée, se redissout de nouveau dans l'alcool : ce dépôt n'est autre chose que de la résine non décomposée par l'acide. La solution acide filtrée, concentrée, laisse déposer des cristaux aiguillés, dont l'action sur la lumière polarisée est très nettement accusée et qui sont constitués par du sulfate de chaux. Leur origine, dans ces conditions expérimentales, s'explique aisément, puisque l'incinération de la résine laisse, comme résidu fixe, une minime quantité de chaux.

L'acide sulfurique concentré peut donc servir de réactif caractéristique, en raison de la coloration rouge orange qui se produit au contact de la résine.

Mélangé aux oxydants généralement employés, il fournit un certain nombre de colorations spéciales : c'est ainsi que, associé au bichromate, on voit apparaitre très rapidement la teinte verte, preuve de la réduction énergique produite par la résine.

En présence du molybdate d'ammoniaque, on obtient une teinte bleue. L'acide sulfurique, additionné d'un fragment d'acide iodique, colore la résine en jaune orange ; au bout de quelques minutes, le mélange brunit et noircit. Il est aisé de constater la mise en liberté de l'iode.

L'acide sélénieux, ajouté à l'acide sulfurique, provoque également la formation d'un dépôt noir au bout de quelques instants.

L'acétate de plomb, en solution alcoolique, précipite la solution alcoolique de la résine. Il se forme un composé d'un beau jaune, qui se dissout dans un excès de résine, dont le lavage à l'alcool s'effectue difficilement en raison de sa solubilité partielle. Mais ce résinate de plomb est complètement insoluble dans l'eau. Desséché et calciné, il fournit la composition suivante :

PbO	=	29.6
Matière organique	=	70.4
		100.0

Comme dernière réaction, nous citerons encore le précipité de bleu de Prusse très abondant, que l'on obtient en versant, dans une solution alcoolique de résine, un mélange de cyanure rouge et de sel ferrique.

6. *Composition.* — L'analyse élémentaire donne les résultats suivants :

Matière employée = 0.250				
— H^2O = 0.1410	d'où	H =	6.2604 pour 100.	
— CO^2 = 0.4855		C =	52.9600	—
		O =	40.7796	—

En comparant ces nombres à ceux fournis par d'autres résines, on est étonné de voir des différences si énormes entres les éléments constitutifs. Voici, en effet, les analyses citées dans le *Traité de Chimie organique* de Gerhardt, t. III, pp. 654-688.

	Térébenthine	Copal.	Oliban.	Myrrhe.	Sandaraque.
H =	9.93	10.13	9.43	8.06	9.41
C =	79.47	76.91	75.47	74.78	75.47
O =	10.60	12.96	15.10	17.16	15.12

Il n'y a donc absolument aucune analogie entre les résultats de notre analyse (qui est une moyenne de trois opérations) et ceux qui se rapportent aux analyses des autres résines.

Mais, en rapprochant ces nombres de ceux des diverses espèces de tannins, on trouve une concordance presque parfaite :

	Acide *Morintannique.*	Acide *Morique.*	Acide *Quercitannique.*	Acide *Quinotannique.*
H =	4.1	4.08	4.8	5.82
C =	51.1	55.10	51.9	52.02
O =	40.8	40.82	43.8	42.16

C'est donc avec la composition élémentaire de l'acide quinotannique que celle de notre résine présente le plus de ressemblance (1).

Malgré la différence considérable qui les sépare, au point de vue de leurs propriétés physiques, surtout de leur solubilité dans les divers véhicules, de leur état moléculaire et de leur densité, il existe, néanmoins, comme on le voit, entre la résine de Gardénia et les tannins, en ce qui concerne leur action sur les sels de fer, d'urane et de plomb et leur richesse en carbone, hydrogène et oxygène, une très grande analogie.

Ce fait expérimental, qui n'est pas sans intérêt, mérite de fixer l'attention et constitue certainement un argument très important en faveur de l'opinion de ceux (2) qui admettent une relation génétique entre les substances tanniques et résineuses.

Il nous semble inutile d'insister sur les emplois que pourrait recevoir cette résine, soit comme base de vernis à l'alcool, soit comme substance médicinale. Ce que nous en avons dit le fait suffisamment pressentir.

M. Jeanneney, notre zélé correspondant en Nouvelle-Calédonie, nous annonce que cette résine, employée pour le traitement des ulcères atoniques des jambes, si fréquentes dans ce pays, a donné deux cas de guérison chez deux surveillants de l'administration pénitentiaire. Nous verrons, dans une prochaine étude, les rapprochements qu'il convient d'établir entre cette résine et celle des *Gardénias* de la région indo-asiatique.

(1) Il est impossible de passer à côté de ce fait, sans remarquer combien les affinités morphologiques des plantes se retrouvent, jusque dans la constitution chimique de leurs composants : l'acide quinotannique et la résine du *Gardenia* sont, en effet, fournis par deux plantes appartenant à la famille des Rubiacées.

(2) Wiesner. Entstehung des Harzes : *Sitz. ak. Wiss.* Wien, t. II. p. 118. — Hanstein. Uber org. d. Harz. Absond. : *Bot. Zeit.* XXVI, p. 697. — Franchimont. Entseh. d Harz. : *Flora*, XXIX. p. 225.

B. Gomme résine de GARCINIA COLLINA Vieil.

(*Mou*, nom indigène).

Ce grand arbre présente un intérêt réel, en raison de ses affinités avec ses congénères indo-asiatiques, et notamment avec les *G. morella* Desr., *G. pictoria* Roxb., *G. Gaudichaudi* T. et Pl., qui produisent la gomme-gutte officinale. Dès lors, nous avons pensé qu'il y avait lieu, sans reproduire ici la diagnose bien connue du végétal (*voir* Sebert, *loc. cit.*, *p.* 223), de faire l'étude complète de son latex gommo-résineux, en le comparant à celui du *G. morella* du Cambodge, pour voir si les affinités botaniques se confondent avec les affinités chimiques dans ces deux végétaux, incontestables producteurs l'un et l'autre de gomme-gutte (1).

Le produit du *Garcinia collina* est, en effet, comparable, sauf la couleur qui est d'un jaune un peu plus orangé, à celui du *G. morella*. Il découle assez abondamment, après incision corticale, de l'arbre qui le produit. De Lanessan (2) dit : « Cet arbre « laisse exsuder un latex jaunâtre, à peu près analogue à la « gomme-gutte, et qui peut être employé comme matière tincto- « riale ; fruit charnu et comestible de la grosseur d'une petite « prune. »

Ce végétal est répandu dans tous les terrains ferrugineux ; il y existe assez abondamment. On le connaît dans la zone du Prony et à l'île des Pins, d'où M. Jeanneney nous a adressé une quantité suffisante de gomme-gutte pour l'analyse. Cette analyse montre évidemment, par le rapprochement qu'elle établit entre les gommes-guttes indiennes et cambodgiennes, un lien de plus entre les produits des deux flores indo-asiatique et néocalédonienne. A ce titre, elle présente un intérêt de plus qu'une simple constatation d'ordre chimique.

Analyse de la gomme résine de Garcinia collina. — Le produit d'exsudation du *Garcinia collina* se dissout aisément dans les principaux véhicules neutres : chloroforme, sulfure de carbone, alcool, alcool amylique, éther, éther de pétrole. Les solutions sont de couleur variable : jaune verdâtre, jaune ou jaune brunâtre. Elles ne présentent rien de caractéristique au spectroscope,

---

(1) Cette étude s'imposait d'autant plus que la famille des Guttifères, dominante dans la flore indo asiatique, comme dans celle de la Nouvelle-Calédonie, établit un lien très étroit entre les espèces végétales de ces deux régions en apparence si éloignées l'une de l'autre.

(2) De Lanessan (*Plantes utiles des Colonies françaises*, p. 679).

point de bandes d'absorption ; mais, sous des épaisseurs variables, les diverses couleurs du spectre sont absorbées, sauf le rouge.

Pour déterminer la nature de ce produit, nous avons cherché à l'épuiser successivement par l'éther de pétrole, l'alcool et l'eau, en tenant compte nécessairement du ligneux qui l'accompagne.

I. *Extraction à l'éther de pétrole.* — Nous mettons 20 grammes de matière dans notre appareil à extraction et épuisons par l'éther de pétrole, aussi longtemps que le liquide passe coloré. Nous distillons ensuite la solution ainsi obtenue, et évaporons au bain-marie. Le poids de l'extrait égale 73.10 pour 100.

Cet extrait se dissout entièrement dans l'alcool et se comporte à peu près comme du tannin.

La solution alcoolique se colore en vert après addition de chlorure ferrique, se trouble au contact de l'acétate d'urane, se colore en brun, puis en noir avec le nitrate d'argent ammoniacal et précipite la solution de chlorure d'or.

L'extrait pétroléique est de nature complexe.

Il renferme, en majeure partie, une résine jaune mordoré et un composé cristallin, qui se révèle très nettement au microscope sous forme de tables rhomboïdales affectant les couleurs les plus brillantes à la lumière polarisée.

A. *Corps cristallisé.* — Ce composé, débarrassé de la résine par des cristallisations successives dans l'alcool, est parfaitement blanc.

Il est soluble dans l'alcool ordinaire, l'alcool méthylique et amylique, l'acétone, le chloroforme et le sulfure de carbone. L'éther de pétrole et l'éther ordinaire le dissolvent moins bien, quand il est pur, que mélangé à la résine.

Il fond à 235 degrés. Chauffée au delà de ce point, la masse brunit, puis noircit, et répand des vapeurs âcres, qui se condensent en gouttelettes huileuses. Au bout d'une heure ou deux, le tube dans lequel on opère est tapissé de cristaux de pyrocatéchine. La substance laisse, après incinération, un charbon assez volumineux.

La matière n'est pas azotée.

Elle se comporte de la manière suivante avec un certain nombre de réactifs :

Acide sulfurique concentré : coloration jaune, qui n'augmente pas en intensité, même au bout d'une quinzaine de minutes. Elle disparaît complètement dans l'espace d'une demi-heure.

Acide nitrique concentré : les cristaux se dissolvent sans coloration.

Acide sulfurique mélangé de 1/20 d'acide nitrique : coloration orange, qui devient terre de Sienne, puis rose et finit par disparaître.

Acide sulfurique + acide sélénieux : coloration brune, qui subsiste, sans se modifier, pendant trois heures.

Acide sulfurique + acide iodique : même réaction.

Acide sulfurique + molybdate de soude : coloration orange, puis brune, et finalement bleu foncé (caractère de l'acide molybdeux).

Acide sulfurique + chlorate de potasse : coloration orange, qui passe au rouge, puis au rose, et finit par disparaître.

Acide sulfurique + chlorure ferrique : coloration très peu différente de celle produite par l'acide sulfurique seul.

L'analyse fournit les résultats suivants :

Matière employée :	0.250		
CO^2 =	0.6605	d'où C =	71.993 pour 100.
H^2O =	0.1782	H =	7.911 —
		O =	20.096 —
			100.000

B. *Résine*. — La résine, dissoute dans l'alcool, se comporte, avons-nous dit, comme une solution colorée de tannin. Elle se colore, en effet, au contact du chlorure ferrique, suivant la concentration des liquides, ou bien fournit un précipité vert foncé, qui devient brun violet en présence de vapeurs ammoniacales.

Elle devient trouble au contact de l'acétate d'urane ; le précipité ocracé, d'abord faible, augmente et devient rouge brun avec un excès de réactif.

Il nous a semblé intéressant de rapprocher les propriétés de cette résine de celles de la gomme-gutte ordinaire, et, pour nous permettre d'opérer dans des conditions identiques, nous avons pris deux solutions de même titre, contenant chacune 2 pour 100 de substance.

Les essais ont été faits dans des tubes avec 1 centimètre cube de liquide, et, suivant les cas, avec une ou deux gouttes de réactif à 5 pour 100.

Nous transcrivons ici les résultats obtenus :

RÉACTIFS.	GARCINIA COLLINA.	GOMME-GUTTE ORDINAIRE.
Chlorure ferrique.	Coloration verte. Un excès de réactif fournit un précipité vert. Une goutte d'ammoniaque produit un précipité brun violacé.	Coloration brune. Un excès de réactif ne donne pas de précipité. Une goutte d'ammoniaque fait naitre un précipité presque rouge.
Potasse caustique.	Pas de changement de couleur.	Coloration orange foncé.
Nitrate d'argent ammoniacal.	Coloration brun rouge, réduction d'argent.	Reste jaune.
Acétate de plomb alcoolique.	Précipité jaune clair abondant.	Précipité faible orange.
Acide sulfurique.	Coloration jaune orange.	Coloration orange foncé, passant au brun.
Acide azotique.	Id.	Id.
Acétate d'urane.	Trouble jaune qui devient rouge par un excès de réactif.	Solution cramoisie, pas de trouble avec un excès.
Acétate de cuivre.	Liquide vert pâle, troublé par un excès.	Coloration rouge qui ne change pas.

La gomme-résine de *Garcinia collina*, chauffée fortement, dégage d'abondantes vapeurs qui se condensent en un liquide moins dense que l'eau ; il se produit en même temps de la pyrocatéchine, dont les caractères cristallographiques et les propriétés chimiques sont faciles à reconnaître : coloration verte avec les alcalis et précipité vert abondant avec le chlorure ferrique.

La gomme-gutte ne donne rien de pareil.

De l'étude comparative de ces deux substances, en solution alcoolique, il nous paraît résulter que : 1° elles sont assez similaires au point de vue de leurs réactions ; 2° elles ont toutes deux une grande analogie avec l'acide gallotannique, quoiqu'elles s'en éloignent beaucoup au point de vue de la solubilité.

II. *Extraction à l'alcool.* — Nous retirons du produit précédent un mélange de matière résineuse et sucrée dont le poids n'est que de 1.80 pour 100. La résine très probablement a échappé à l'action première de l'éther de pétrole. La quantité de sucre contenu dans ces 1.80 pour 100 n'est que de 0.36 pour 100.

En opérant de même avec la gomme-gutte épuisée par l'alcool, après avoir enlevé préalablement la matière résineuse par l'éther ordinaire ou l'éther de pétrole, nous trouvons 5.6 pour 100 d'extrait dont 0.48 pour 100 de sucre. Nous voyons donc que le poids de l'extrait alcoolique de la gomme-gutte est trois fois plus considérable que celui du *Garcinia collina.*

III. *Extraction à l'eau.* — Nous épuisons la matière par de l'eau à la température du bain-marie et obtenons, après filtration et évaporation, une substance gommeuse, qui présente la plus grande analogie avec l'arabine.

La gomme-gutte, traitée de même par l'eau, après avoir été épuisée préalablement par l'éther et l'alcool, fournit aussi de la gomme, mais qui, d'après Hanbury et Fluckiger (*Histoire des Drogues*, traduit par Lanessan, I, 160) n'est précipitée ni par l'acétate de plomb, ni par le perchlorure de fer, et ne serait par conséquent pas identique avec la gomme arabique. Mais nous avons vérifié qu'en opérant avec des solutions également concentrées du liquide aqueux de *Garcinia collina* et de *Garcinia morella*, les deux réactifs produisaient des précipités identiques. La matière gommeuse des deux espèces est donc absolument la même, contrairement aux assertions ci-dessus.

IV. *Corps étrangers.* — L'échantillon sur lequel nous avons opéré contenait 5.80 pour 100 de fragments d'écorces et de bois.

V. *Eau hygrométrique.* — Nous avons chauffé, à l'étuve à 105 degrés, une quantité déterminée de résine, avant de l'épuiser par les divers véhicules, et constaté que la perte à l'étuve s'élevait à 4.30 pour 100.

VI. *Composition.* — La composition de la gomme-résine du *Garcinia collina* peut donc être établie en résumant les données fournies par I, II, III, IV et V.

Il ne nous paraît pas sans intérêt d'en rapprocher celle des gommes-guttes analysées par Christian et dont les résultats sont consignés dans le *Traité des Drogues simples* de Guibourt, 1869, t. III, p. 607.

RÉACTIFS	NATURE des principes.	GARCINIA		DIVERSES gommes-guttes.	
		collina	morella	I.	II.
Partie soluble dans éther de pétrole............	Résine.	73.10	72.9	72.4	71.6
Partie soluble dans alcool	Résine et sucre	1.80	—	—	—
— dans eau..	Gomme.	15 —	19.4	21.8	24.0
Différence.............	Ligneux.	5.80	4.3	—	—
Dessiccation	Eau hygrosc.	4.30	indét.	4.8	4.8

Ce tableau nous montre donc une très grande analogie entre ces divers produits. Nous ferons remarquer, cependant, que le *Garcinia collina* diffère des autres par la production de *pyrocatéchine* à une température élevée et par l'existence du composé cristallisé, qui ne se trouve ni dans *Garcinia morella*, ni dans les autres gommes-guttes.

On peut déduire, de cette analogie de composition, que le produit du *Garcinia collina* doit avoir les propriétés purgatives des gommes-guttes, et à peu près aux mêmes doses.

C. Produits des SPERMOLEPIS (Chêne-gomme).

I. Tanno-résine de Spermolepis. — M. le général Sebert, le savant auteur de la *Notice sur les bois de la Nouvelle-Calédonie* (1871), dit à l'article *Spermolepis gummifera* Brongt. et Gris (*Chêne-gomme*), à propos de l'écorce de ce végétal (p. 252) : « Exsudation partielle et plus ou moins abondante d'une gomme « noirâtre à étudier » ; et, à propos du tronc : « bois dur, solide « fibreux, rougeâtre. On trouve souvent, surtout dans les vieux « arbres, des roulures ou fissures concentriques, dans lesquelles « s'infiltre de la résine, puis qui deviennent le siège de pourriture « sèche et s'opposent au débit du bois en planche ». Incité par ce passage, j'ai prié M. Jeanneney, mon zélé missionnaire au Prony, de m'envoyer une quantité suffisante de cette prétendue résine.

pour en faire l'étude chimique, et d'examiner sur place la formation et le débit de cette exsudation singulière. Il est aisé de s'en procurer, car c'est par millions de pieds que cet arbre existe dans la zone forestière de la baie du Prony, notamment dans les forêts qui avoisinent la rive gauche de la rivière du Carénage. De là, ce végétal reprend sur la côte Est de l'île et s'étend sur une grande bande littorale jusqu'à Houaïlou. Ce végétal représente, en effet, dans cette zone Sud, le Niaouli (*Melaleuca viridiflora* Smith) des terrains schisteux du centre de l'île. Son tronc porte très souvent un énorme Polypore blanc (*Polyporus Spermolepidis* Heckel) qui, desséché, donne un amadou de première qualité, que l'on peut utiliser, soit à cause de sa combustibilité, soit comme hémostatique, soit pour la confection d'estompes à dessin d'une douceur remarquable. Ce polypore est voisin, par ses propriétés, des *P. igniarius* et *P. fomentarius* Bries, mais se confond presque morphologiquement avec *P. betulinus*, d'après nos observations et celles de M. Patouillard, le savant micologue bien connu.

Le phénomène de la formation d'un dépôt solide entre les zones du bois présente, en lui-même, un réel intérêt d'étude dans la famille des Myrtacées, qui n'a point été signalée jusqu'ici comme ayant des représentants pourvus de canaux résineux ou même d'appareils sécréteurs à tannin.

Dans une première note de M. Jeanneney, nous apprîmes que cette résine, dont notre correspondant put nous adresser 100 kilos, constitue un exsudat très abondant et naturel à la surface du tronc ou des rameaux de ces végétaux âgés. A la suite de blessures assez profondes de l'écorce du tronc, elle coule, s'étale en couches minces, noirâtres et luisantes, véritables croûtes formées presque immédiatement après la sortie du suc. Cette exsudation s'accumule aussi en gouttelette ronde, qui sèche vite et présente une cassure esquilleuse brune, avec des parties plus transparentes de couleur caramel. Inodore lorsqu'elle est fraîche, elle a un goût très astringent, et s'écrase sous la dent en une poussière grisâtre qui s'attache à l'émail dentaire. L'impression d'astringence subsiste longtemps. Très friable, elle s'écrase en une poussière jaune ambrée. Quand elle a vieilli, cette matière exhale une odeur d'excréments de chat ou mieux de tannerie. Voici comment, d'après M. Jeanneney, on pourrait en obtenir facilement 10 à 15 kilos par arbre, sans compromettre l'emploi du tronc comme bois de construction. On a remarqué que le gemmage à blanc du *chêne-gomme*, précédant de quelques semaines l'abatage de l'arbre, empêche un accident assez fréquent dans cette espèce, la *roulure*, à laquelle le général Sebert fait allusion dans la citation ci-dessus. De plus, cette opération préalable donne au bois des qualités qu'il a plus rarement, quand il est abattu sans cette précaution. Si donc la résine de *Spermolepis gummifera* avait quelque utilité, il serait facile de faire précéder les coupes de cet arbre d'un gemmage spécial, qui pourrait être rémunérateur et qu'on pratiquerait trois mois avant d'abattre le tronc. Or, voici les résultats d'une analyse sommaire de cette prétendue résine, qui, comme on va le voir, est un produit d'un intérêt réel et peut être de quelque importance commerciale :

Perte d'eau	13 000
Matière albuminoïde	2.000
Sels	0.100
Ligneux et divers	5.900
Acide gallotannique	79.000
	100.000

Le chiffre de deux millions de pieds de chênes-gomme, fixé par M. Jeanneney, comme représentant approximativement la richesse forestière du Prony et de la côte Est, ne paraît pas exagéré. Toutes les zones ferrugineuses en contiennent. Malheureusement, le déboisement s'opère rapidement, car le chêne-gomme est l'essence la plus usitée en Nouvelle-Calédonie pour tous les besoins économiques et industriels. On coupe ces arbres pour faire du bois à brûler, à raison de 500 mètres cubes par mois. Des bouquets importants disparaissent avec une rapidité vertigineuse, sans laisser la moindre trace. On ne trouve, en effet, sous le couvert de ces essences, ni descendance, ni végétation étrangère. En dehors des fougères (*Gleichenia flabellata* et *G. semivestita*), rien ne croît sur les zones rocailleuses que ces végétaux affectionnent. De plus, M. Raoul, pharmacien en chef des Colonies, professeur de cultures exotiques à l'Ecole coloniale, a constaté qu'il ne se reproduit nulle part ailleurs, ni de graines, ni autrement, et que, transporté par ses soins à Tahiti pour y être introduit, il n'y a pas réussi.

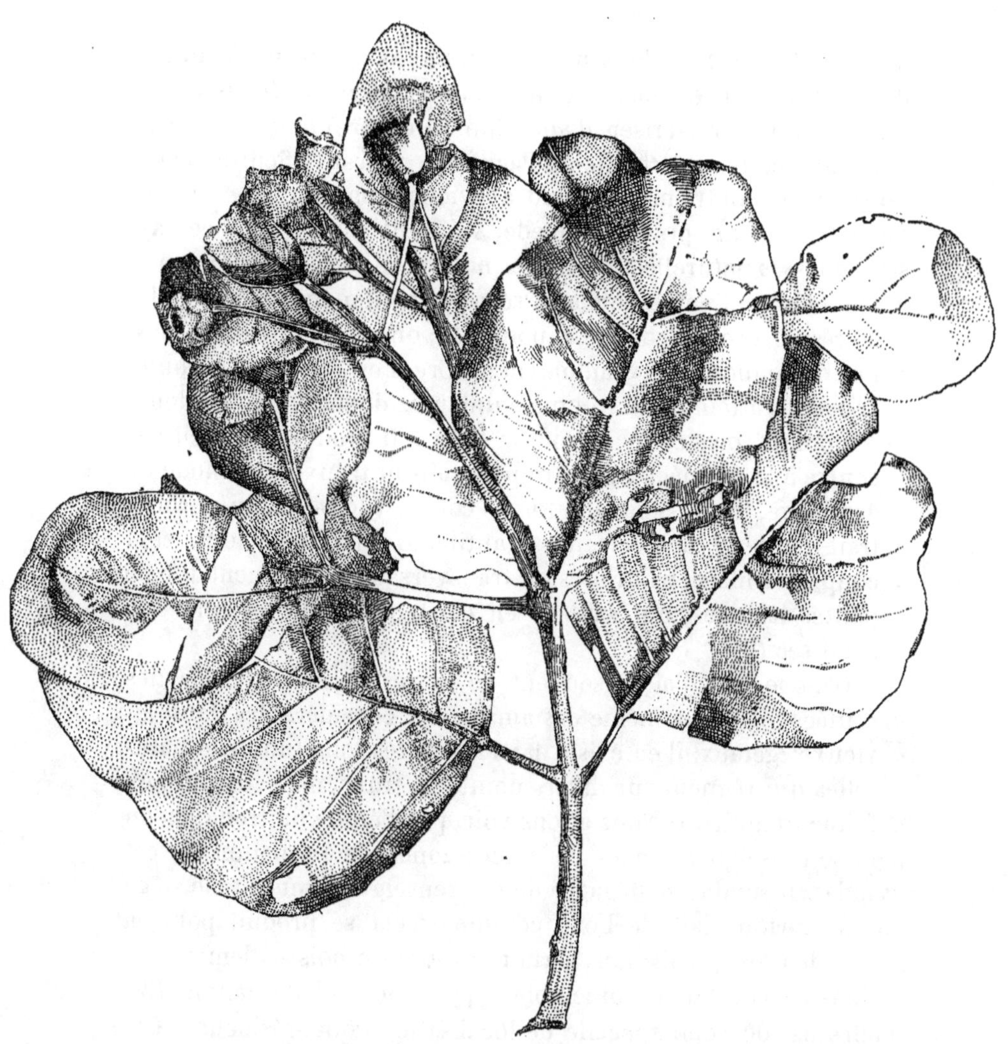

FIGURE 2. — Rameau, feuilles et fruits de *Spermolepis gummifera* Brong. et Gris (*Spermolepis tannifera* Heckel, in *Flore du Prony*, Annales de la Faculté des Sciences de Marseille, 1892).

Les forêts de chênes-gomme sont en masses compactes, sans mélange d'autres essences, et, fait singulier, une fois détruites, ces forêts sont remplacées par des Sapindacées (*Cupania*). Jamais une forêt de *Spermolepis* ne se reproduit d'elle-même. Sur un point déboisé, le sous-bois ne comportant pas de jeunes rejetons, il faudra donc, si l'on veut conserver ce précieux végétal, unique sans doute comme abondant producteur de tannin, opérer le reboisement par les soins du service forestier. Les jeunes chênes-gomme, élancés et grêles, servent à faire des poteaux télégraphiques. Les sujets plus développés sont employés comme pilotis à la mer, et le reste (arbres moyens ou moins droits) passe au bois de chauffage. Il est fâcheux que cet état de chose (nous n'hésitons pas à le caractériser d'anarchie forestière) puisse se perpétuer dans cette superbe île du Pacifique, qui est le fleuron de nos possessions d'outre-mer. Il faudra évidemment que le gouvernement y porte un prompt remède, s'il veut conserver à ce pays ses richesses naturelles. « L'arbre, nous écrit M. Jeanneney, notre « zélé et savant correspondant, sécrète spontanément des boules « de résine, grosses comme le poing (1); on peut en récolter ainsi « une moyenne de 500 grammes par arbre. Les plus grosses boules « arrivent à atteindre le volume d'une noix de coco sciée en deux. « S'il donne beaucoup quand on l'abat, il produit fort peu par « contre à la saignée. Peut-être pourrait-on trouver un mode de « gemmage, intéressant à la fois l'écorce et le bois, qui permet- « trait d'obtenir une certaine quantité de cet exsudat, d'un seul « coup. Les incisions droites ou transversales ne donnent que de « petites bavures, qui sautent en éclat quand on les enlève à « l'état sec (2).

« Dans le bois, j'ai vu souvent de la résine entre les parties « roulées ; il y en a même des amas assez considérables dans les « vieux végétaux. Il en existe dans les fentes longitudinales natu- « relles qui règnent sur divers points du tronc, mais toujours en « faible quantité ». Nous allons voir, par l'étude du tronc, qu'on peut se renseigner sur les véritables zones de formation de cet exsudat. Il semble se dégager de ces renseignements que le siège en est surtout dans le bois, commme cela se produit pour la résine de Gaïac, mais dans certaines zones du bois seulement.

Dans ce végétal, l'écorce, bien que pourvue de tannin (3), n'offre pas de zone spéciale de localisation tanno-résineuse. Les

(1) Bien que le lecteur soit fixé maintenant sur la nature réelle de cette excrétion, nous continuerons à conserver au produit du chêne-gomme la dénomination de résine, qu'on lui donne couramment dans la Colonie, où l'on ignore jusqu'ici sa composition. Ces boules de résine représentent plutôt une calotte sphérique qu'une masse globulaire.

(2) Par ce qui est indiqué ci-dessus et par ce que va dire M. Jeanneney, il n'est pas douteux que le meilleur procédé d'extraction de ce liquide tannifère serait de percer le végétal jusqu'au cœur du bois, à l'aide d'une tarière (comme on le fait pour le pin dans les Landes), puisque c'est dans les zones ligneuses seulement qu'on trouve cette matière localisée.

(3) Nous donnons, à la fin de cette étude, une analyse chimique de l'écorce et du bois, qu'on a vainement essayé jusqu'ici d'employer en Nouvelle-Calédonie au tannage des peaux, à cause, dit-on, de la présence d'une forte quantité de résine qui entrave l'imbibition tannique des matières organiques. Le tannage des peaux s'opère bien, mais celles-ci en sortent maculées et de couleur généralement noires ; elles ne sont pas marchandes.

boules d'exsudat que l'on rencontre à la surface du tronc des arbres ne proviennent pas, en effet, de la région corticale, mais bien de l'intérieur du bois. Une blessure, traversant l'écorce et atteignant les zones ligneuses du bois, provoque des infiltrations liquides de la matière tanno-résineuse, qui forment fusée dans les tissus moins résistants, et le produit s'accumule sur le tronc, où il se solidifie, après s'être épanché à travers les mailles de l'écorce qu'il disjoint et empâte. Par contre, les dilacérations de tissus, qui n'intéressent que l'écorce, ne produisent, comme il a été dit déjà, qu'un écoulement liquide peu considérable, qui, s'étalant en couche mince à la surface, ne tarde pas à se crevasser et à tomber en poussière.

Si l'on examine des tranches diverses horizontales et verticales d'un billot issu du tronc ou d'un fort rameau de ce grand arbre, on constate que les poches d'accumulation sont disposées en zones circulaires, immédiatement au-dessous de l'écorce, ou mieux à la fin de l'aubier, entre le bois jeune et le *duramen* le plus souvent. Sur la coupe transversale (tangentielle), on voit que les poches sont séparées par des bandes rectilignes qui sont formées par les rayons médullaires : ceux-ci sont très abondants et très développés dans cette espèce végétale. Mais ces zones tannifères (voir *a*, *b*, *c*, *d* de la figure 3) peuvent être plus nombreuses et se répéter dans le bois âgé (*duramen*) : on en trouve quelquefois trois ou quatre concentriques, interrompues aux mêmes points et réduites, pour quelques-unes d'entre elles, à un simple arc de cercle. Ces zones ne règnent pas, du reste, sur toute la longueur du tronc, et c'est ce que l'on voit bien sur la coupe longitudinale (radiale), où elles s'arrêtent à des hauteurs différentes dans l'axe du végétal. Elles occupent rarement toute la longueur de la tige : le fait est cependant connu chez certains sujets caducs, où elles constituent les roulures caractéristiques et très accentuées de ce bois.

Si l'on enlève des copeaux très minces d'une zone tannifère, dans le sens de la longueur du tronc, on se convainc aisément que la matière tanno-résineuse s'accumule, d'abord, dans des espaces situés aux confins de l'aubier et du bois et séparés les uns des autres par des ponts ligneux qui unissent les deux zones (bien distinctes par leur couleur) du vieux et du jeune bois. En un mot, ces traînées de matière tannifère, qui règnent sur la coupe longitudinale, soit aux confins de l'écorce et de l'aubier, soit plus souvent entre l'aubier et le *duramen*, sont constituées

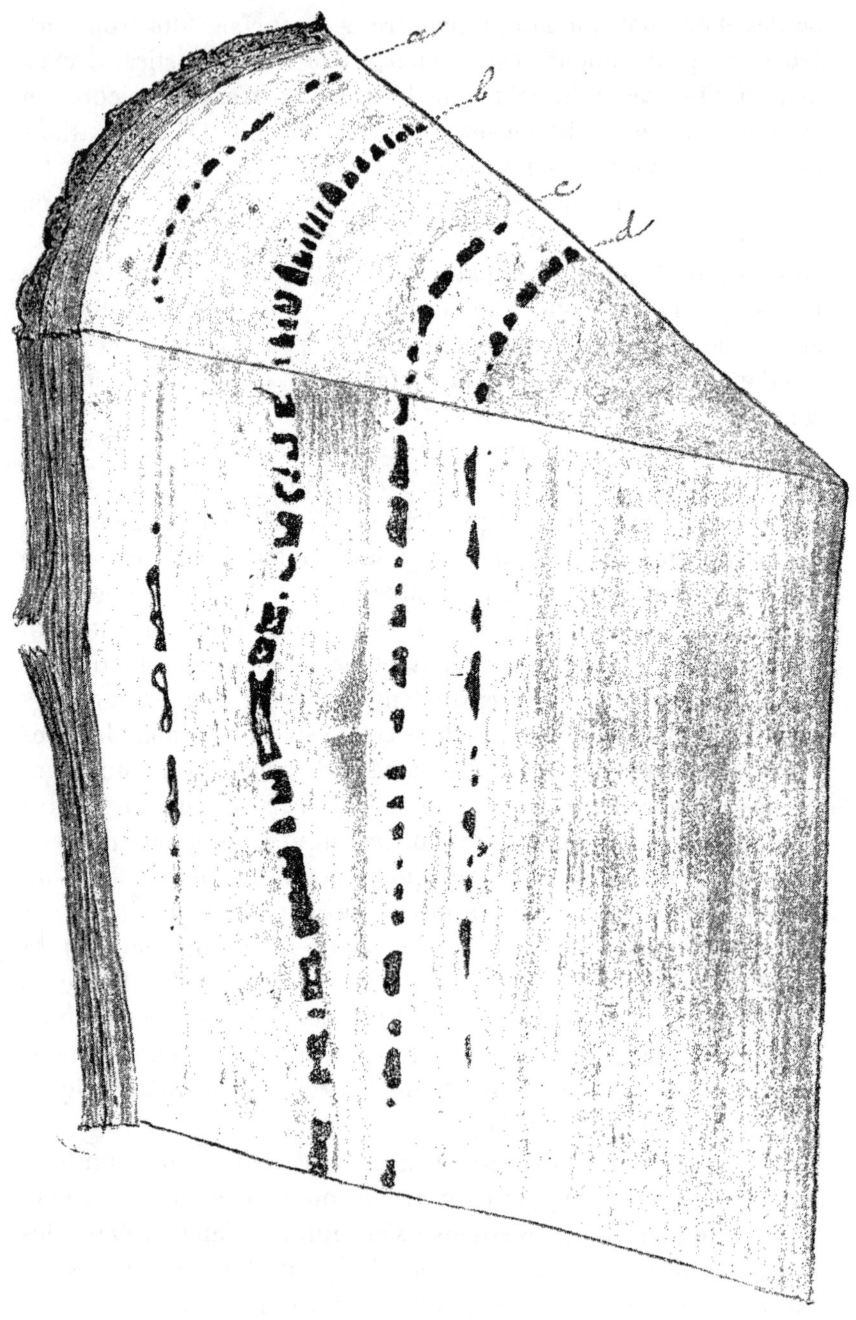

Fig. 3. — Coupe en coin d'un tronc de *Spermolepis gummifera* Brgt et Gris, destinée à montrer les zones concentriques *a*, *b*, *c*, *d*, de localisation de la matière tanno-résineuse dans le bois.

partout de la même manière. Elles sont formées par des lacunes résultant de la disparition de certaines cellules ligneuses, qui se sont transformées peu à peu en matière tanno-résineuse.

En exsudant normalement à travers les lames de l'écorce, qu'elle disjoint et boursoufle, et surtout en dehors de cette enveloppe, cette matière tanno-résineuse forme les boules hémisphériques qui existent en assez grande quantité sur les vieux pieds de *Spermolepis gummifera*.

Le produit d'exsudat pouvant avoir quelque valeur industrielle, ainsi que va le démontrer l'analyse chimique détaillée, nous nous sommes préoccupés de savoir comment pourrait être pratiqué un gemmage fructueux du tronc de ce végétal, en vue d'amener, au dehors, la plus grande somme de cette matière tannique : on débarrasserait ainsi le bois d'une substance utilisable qui nuit à ses emplois industriels (1). Comme l'a fait remarquer, en effet, le général Sebert, ces zones tanno-résineuses produisent, dans cette essence, la *grande roulure*, qui enlève tout son prix au bois atteint de cette tare.

M. Jeanneney a essayé, dans les forêts du Prony, quelques moyens de gemmage. Voici comment il s'exprime à ce sujet (*in litteris*) :

« Le mode de gemmage est encore à trouver. Les plaies pratiquées sur l'écorce ne donnent qu'une quantité insignifiante de « produit. Les productions en boules viennent de l'intérieur (du « bois). On a remarqué que ces sortes d'écoulement naturel « constituent, pour l'arbre, une espèce de dérivatif très utile à « sa santé ; la zone résineuse se vide, une sorte de fistule s'établit, par où le trop-plein s'échappe, en suivant les rayons « médullaires à travers l'écorce ; le bois se resserre ; les roulures « peu développées disparaissent, celles qui sont peu considérables « ne s'agrandissent plus.

« J'ai pensé qu'une sorte de pointillage, qui, au lieu d'être « pratiqué avec un stylet, serait opéré avec une mèche à cuiller « d'un faible diamètre, constituerait le meilleur mode d'exploitation. On pénétrerait ainsi jusqu'à une zone résineuse ; là, « l'ouvrier s'arrêterait ; l'écoulement en nappe serait évité, au

(1) Nous avons déjà dit que le gemmage à blanc du chêne-gomme, précédant de quelques semaines l'abatage de l'arbre, serait une opération favorable à l'obtention de cette essence dans de bonnes conditions pour son emploi en constructions et en charpentage. Cette pratique assurerait donc, tout à la fois, la récolte de ce que M. Jeanneney appelle la *résine* (tanno-résine) et l'obtention d'un bois excellent pour les usages industriels. Il y a double avantage à régulariser cette pratique.

« moyen d'un godet de fer-blanc, qui favoriserait la formation « de gemmes d'un certain volume.

« Peut-être pourrons-nous arriver à déterminer, à l'aide de « signes extérieurs précis, la position exacte et l'ampleur des « zones résineuses à vider, de façon à percer des trous de saignée « à coup sûr. »

Le bois de cet arbre renferme une certaine quantité de tannin, comme nous allons le voir, si l'on en juge par ce fait que, en Nouvelle-Calédonie, on emploie la sciure de *Spermolepis* (*vulgo* : chêne-gomme) pour le tannage des peaux de petits mammifères. Mais on ne l'emploie pas dans la grande industrie des tanneries, qui utilise, comme écorces tannantes, celle du Palétuvier (*Rhizophora Mangle* L.). Celles-ci donnent, du reste, des résultats médiocres et colorent les peaux en rouge, tandis que la sciure de bois de chêne-gomme donne aux cuirs, qu'elle tanne du reste très bien, une couleur noire qui les rend invendables. Mais on pourrait utiliser ce bois pour l'extraction du tannin.

ÉTUDE CHIMIQUE DU SPERMOLEPIS. — I. PRODUITS D'EXSUDATION (*Tanno-résine*) : — 1. *Dessiccation.* — La matière, parfaitement triée, débarrassée des fibres ligneuses, finement pulvérisée, est chauffée au bain-marie pendant deux heures. Elle éprouve une perte de poids de 10.405 pour 100. Portée ensuite à l'étuve à 105 degrés, elle diminue, au bout de deux heures, de 3.193 pour 100, de sorte que la quantité d'eau hygroscopique totale est de 13.598 pour 100.

C'est la substance ainsi desséchée, que nous épuiserons successivement par divers véhicules.

2. *Extraction à l'éther de pétrole.* — 10 grammes de matière sèche sont épuisés par l'éther de pétrole. Au bout de deux heures, le dissolvant reste complètement incolore. Évaporé au bain-marie, le liquide ne laisse aucun résidu.

3. *Extraction au chloroforme.* — Même résultat négatif que ci-dessus.

4. *Extraction à l'éther.* — Les premières gouttes du liquide qui passent dans le ballon inférieur de l'appareil sont jaune d'or ; en continuant l'épuisement jusqu'à décoloration complète, on obtient un extrait qui conserve toujours sa couleur jaune et qui représente les 13.63 pour 100 du poids de la matière employée. Cet extrait est entièrement soluble dans l'alcool, insoluble en partie dans l'eau froide. En le faisant bouillir avec de l'eau, on obtient, dans le liquide filtré, des cristaux aiguillés très fins, qui

se déposent après refroidissement. Le poids de l'extrait éthéré, provenant de 10 grammes de matière, étant de 1.363, celui des cristaux obtenus est de 0.03; ce poids constitue environ 2.2 pour 100 de celui de l'extrait éthéré. En rapportant à 100 grammes de matière, on voit que le rendement en est de 0.3 pour 100.

Si, au lieu de la substance préalablement desséchée à 105 degrés, on épuise directement la substance naturelle par l'éther sulfurique, l'extrait, au lieu d'être jaune d'or, devient brun foncé.

5. *Extraction à l'éther alcoolisé.* — Nous traitons le résidu par un mélange à parties égales d'éther et d'alcool. En opérant comme ci-dessus, nous obtenons un extrait de couleur orange pesant 19.48 pour 100.

6. *Extraction à l'alcool.* — Le liquide d'épuisement est brun. Distillé, pour lui enlever l'excès d'alcool, puis évaporé au bain-marie dans une capsule, il laisse un résidu de 66.42 pour 100.

7. *Épuisement par l'eau.* — La matière qui reste après ces diverses opérations semble excessivement volumineuse; néanmoins, quand on la dessèche au bain-marie, puis à l'étuve, son volume se réduit excessivement, au point de ne laisser qu'un faible dépôt de 0.47 pour 100. Ce dépôt est formé de matière colorante, de gomme, analogue à l'arabine, c'est-à-dire soluble dans l'eau et précipitable par l'alcool, et d'une minime quantité de sels fixes.

8. *Incinération.* — En incinérant le produit de l'opération précédente, on obtient un résidu fixe de 0.06 pour 100, qui, déduit de 0.47, donne, pour le poids des matières colorante, gommeuse et albuminoïde, le nombre 0.41.

En résumé, le produit d'exsudation du *Spermolepis* fournit les résultats suivants :

Partie soluble dans l'éther ordinaire	13.63
— dans 1 p. d'éther et 1 p. d'alcool	19.48
— dans l'alcool	66.42
— dans l'eau	0.47
	100.00

Examen de la nature des divers produits d'épuisement. — A. Extrait éthéré. — Nous avons dit plus haut que l'extrait éthéré était soluble, en partie, dans l'eau froide et que l'eau bouillante lui enlevait des cristaux microscopiques aiguillés. A la suite de ces diverses opérations, il reste une matière orange non soluble, qui se comporte absolument comme une résine.

a). La partie soluble dans l'eau froide jouit des propriétés de *l'acide gallotannique*. Le liquide, en effet, se colore en bleu violacé au contact des sels ferriques, précipite par l'acétate de plomb, l'acétate d'urane, le sulfate de cuivre, l'azotate d'argent ammoniacal, le bichromate de potasse, l'émétique et la gélatine. Le liquide évaporé, desséché à 105 degrés, puis chauffé doucement dans un bain d'huile, fournit des cristaux aiguillés de pyrogallol.

b). Les cristaux obtenus par l'action de l'eau bouillante sur l'extrait éthéré se déposent dans le liquide après refroidissement. Examinés à la lumière polarisée, ils affectent des irisations très vives, suivant la rotation de l'analyseur; ils appartiennent, par conséquent, à l'un des trois derniers systèmes de cristallisation.

L'extrait brun foncé, dont il a été question plus haut, abandonné au repos pendant plusieurs jours, révèle au microscope les mêmes cristaux losangiques.

On les retrouve également dans la solution alcoolique de cet extrait, évaporée doucement sans l'amener à consistance sirupeuse.

Les cristaux fondent à 210 degrés et ne fournissent pas de produit sublimable à la température de 240 degrés, maintenue pendant cinq heures. Au bout de ce temps, la matière brunit fortement et se charbonne.

L'acide sulfurique les colore en jaune; cette teinte se maintient inaltérée pendant deux heures ; elle pâlit peu à peu, et la liqueur devient complètement incolore.

En ajoutant à l'acide un certain nombre d'oxydants, on obtient des colorations plus ou moins vives : c'est ainsi que le bichromate de potasse, au contact de l'acide sulfurique, fait apparaître une teinte rouge sang assez fugace, qui disparaît au bout de deux minutes. Avec l'acide sulfurique et l'acide sélénieux, on obtient une teinte brun foncé. L'acide iodique, additionné d'acide sulfurique, se décompose, avec mise en liberté d'iode; de là, naissent des phénomènes de coloration qui varient du pourpre au jaune.

Le tungstate et le molybdate de soude provoquent une teinte mordorée qui ne subsiste que pendant cinq minutes.

Avec l'acide nitrique concentré, on voit apparaître une coloration vert foncé, presque noire, qui, au bout d'un quart d'heure, passe par des tons intermédiaires, pour s'arrêter finalement au rouge framboise d'un très vif éclat.

Un mélange d'acide sulfurique concentré et d'acide nitrique, dans de certaines proportions (soit 4, 2, 1 centimètre cube du premier pour 2 gouttes du second), fait apparaître, au début, la même teinte jaune que l'acide sulfurique seul. Au bout d'une heure à deux, la teinte brunit et passe au rouge framboise, qui subsiste pendant plusieurs jours, en même temps qu'il se forme un précipité brun marron.

Les cristaux, dissous dans l'eau ou dans l'alcool, se colorent, au contact du chlorure ferrique, en rouge violacé presque aussi intense que la teinte fournie par l'acide salicylique.

La potasse et la soude caustique colorent les cristaux en jaune et les dissolvent; le contact prolongé des alcalis à chaud ne change pas la teinte. Cette dernière réaction, ajoutée à d'autres que nous venons de citer, ne permet pas de confondre notre produit cristallin avec la catéchine, comme nous le supposions au début, quoiqu'il fonde à une température très voisine de 217 degrés, point de fusion de la catéchine indiqué par Zwenger.

En présence des alcalis ou des carbonates alcalins, la substance ne s'altère pas à l'air : ses solutions restent jaunes et ne deviennent ni brunes ni rouges. Elle se comporte donc d'une manière différente de la catéchine.

Ces mêmes solutions alcalines, traitées par un acide, l'acide chlorhydrique par exemple, fournissent un dépôt jaune, amorphe, dans lequel le microscope révèle, au bout de quelques heures, la présence d'aiguilles fines rappelant en tous points la forme des cristaux primitifs.

Le composé en question est donc un acide, mais la trop faible quantité de substance que nous avions à notre disposition ne nous a pas encore permis d'en faire l'analyse élémentaire.

c). Le principe résineux constitue la partie insoluble de l'extrait éthéré par l'eau bouillante. Toutefois, cette insolubilité n'est pas absolue, puisque 1 partie de cette matière disparaît dans 2,000 parties d'eau, soit 0.005 pour 100. Ce n'est donc pas, à proprement parler, une résine, ainsi que l'indique sa composition. Les résultats fournis par l'analyse sont les suivants :

Matière employée =	0.300			
CO^2 =	0.616	d'où	C =	55.994 pour 100.
H^2O =	0.138		H =	5.110 —
			O =	38.896 —
				100.00

Les valeurs de C, H, O se rappprochent beaucoup de celles qu'indiquent les auteurs, relativement à divers principes tanniques : l'acide léditannique, l'acide morintannique et l'acide cafétannique.

En tant que produit insoluble tannifère, on peut l'envisager comme un phlobaphène; mais, en raison de son aspect physique, quand il est conservé sous l'eau, à la température du bain-marie, il se comporte comme une résine qui possède des propriétés du tannin; nous lui donnerons donc de préférence le nom de tanno-résine.

La substance jouit de réactions similaires à celles de l'acide gallotannique, qui deviennent nettement différentielles, quand on opère dans des conditions identiques.

C'est ainsi que, avec des solutions alcooliques des deux produits, à raison de 0.1 pour 100, nous obtenons ce qui suit :

	Acide gallotannique.	*Tanno-résine.*
Chlorure ferrique à 1 pour 100. 1 goutte	Coloration bleue intense se maintient pendant une heure.	Coloration violette ne change pas après quinze heures.
Id. — 3 gouttes.	Il se forme un précipité abondant, couleur bleu de Prusse, au bout de cinq minutes.	La coloration violette subsiste pendant six heures.
Même réactif et addition d'une trace d'ammoniaque.	La teinte bleue est remplacée par du violet. Si la liqueur est assez étendue, il ne se produit pas de dépôt. Mais, si la liqueur est assez concentrée pour qu'il ait pu se produire dès l'origine un précipité bleu, l'ammoniaque le fait passer au violet noir.	La teinte passe du violet au brun, puis au rouge vineux. Si la quantité de sel ferrique est suffisante, il se produit un précipité brun marron.
Bichromate de potasse 1 pour 100. 1 goutte.	Précipité brun abondant immédiat.	La liqueur ne se trouble qu'au bout de deux heures.
Sulfate de cuivre 1 pour 100. 1 goutte.	Id.	Id.
Nitrate d'argent ammoniacal.	Précipité noir immédiat.	Liqueur brune. Ne dépose pas au bout d'une heure.
Acétate d'urane 1 pour 100.	Il se produit immédiatement un précipité rouge.	La solution reste limpide. Il n'apparait de dépôt qu'au bout de trois heures.
Acétate plombique.	Précipité jaune immédiat.	Liquide clair; ne devient louche qu'après deux heures.

Il résulte de là que, malgré les réactions qui tendent à devenir similaires au bout d'un certain laps de temps, il y a cependant différenciation des deux composés au début. L'acide gallotannique peut donc se distinguer très nettement de la tanno-résine qui l'accompagne, quand on opère en solution alcoolique.

B. Extrait éthéro-alcoolique. — Traité de la même manière que le précédent, cet extrait cède à l'eau une certaine quantité d'acide gallotannique. La partie insoluble se comporte comme la tanno-résine de l'extrait éthéré.

C. Extrait alcoolique. — Les réactions sont les mêmes que celles de l'extrait B.

Les trois produits d'extraction par les divers véhicules renferment donc des principes de même nature.

Le dosage de la tanno-résine ne peut pas être effectué d'une manière rigoureuse, puisque l'insolubilité de ce composé n'est pas absolue, ainsi que nous l'avons dit plus haut. Néanmoins, en envisageant, comme épuisé, chaque extrait, après addition d'une quantité suffisante d'eau, nous avons obtenu 1 gr. 2, 1 gr. 6, 16 gr. 7 comme poids de tanno-résine, correspondant aux trois extraits renfermant 13 gr. 63, 19 gr. 48, 66 gr. 42 de matière.

D. Extrait aqueux. — Après les traitements précédents, on ne trouve plus qu'une quantité insignifiante de matières gommeuse et colorante solubles dans l'eau, puis un résidu plus faible encore, insoluble dans ce véhicule, formé par de la matière albuminoïde; car, si l'on calcine ce dépôt avec du sodium, on obtient, après traitement préalable avec les sels ferroso-ferriques, un précipité de bleu de Prusse, preuve évidente de sa nature azotée.

L'extrait renferme, en outre, des traces de sels fixes, de potasse et de soude, puisque l'épuisement par l'eau du produit de l'incinération fournit une réaction alcaline.

Composition du produit d'exsudation. — En tenant compte de la nature des divers principes extraits à l'aide de véhicules appropriés, faisant la somme du poids des extraits et retranchant du nombre obtenu celui qui se rapporte à la tanno-résine, on peut fixer comme suit la composition du produit d'exsudation du *Spermolepis* :

Acide gallotannique	79.73
Tanno-résine	19.50
Mat. gom., color., album. et sels	0.47
Substance cristalline	6.30
	100.00

L'exsudat de *Spermolepis* n'est donc ni une gomme, ni une gomme-résine, mais un mélange de tannin ordinaire avec le quart environ de son poids d'une espèce de tannin, insoluble dans l'eau, ayant l'aspect de la résine, se ramollissant comme elle à la température du bain-marie. Il contient, en outre, une faible proportion (0.47 pour 100) de gomme, souillée par de la matière colorante et un peu de matière protéique; enfin 0.3 pour 100 d'un composé nettement cristallisé, dont nous nous réservons de faire l'étude plus tard.

Il résulte nettement de cette analyse, que : 1° la dénomination spécifique du *Spermolepis gummifera* ne saurait être maintenue, puisqu'elle consacre une erreur matérielle, et qu'il y aurait intérêt à la transformer en *S. tannifera*, pour répondre à la réalité des faits; 2° que l'exsudat, donné spontanément par le végétal, est un produit d'une richesse en tannin (80 pour 100 environ) inconnue jusqu'ici dans les végétaux. Cet exsudat peut recevoir, ce n'est pas douteux, des applications en tannerie, à l'industrie en général (droguerie) et à la médecine : il faut donc se garder de le jeter à la mer, comme on l'a fait jusqu'à ce jour par ignorance sur les chantiers d'exploitation forestière de la baie du Prony.

II. Bois de spermolepis. — 120 grammes de copeaux sont soumis successivement à l'action des divers dissolvants, dans un appareil à épuisement continu, en opérant comme plus haut.

1. *L'éther de pétrole* fournit, dans ce cas, un liquide jaune, qui, après évaporation et concentration au bain-marie, laisse une matière fusible à 81 degrés. C'est un mélange de corps gras et de cire, ainsi qu'on peut s'en assurer au moyen de l'alcool bouillant et de la potasse caustique. Le rendement est de 0.35 pour 100.

2. Avec *l'éther ordinaire*, on obtient un liquide rouge et des cristaux blancs, qui tapissent le ballon inférieur de l'appareil. On enlève ces cristaux mécaniquement, à l'aide d'une baguette de verre, et l'on jette sur filtre, en leur faisant subir un premier lavage à l'éther froid, puis on les pèse isolément.

Le poids des cristaux = 0.28 pour 100; celui du liquide éthéré, évaporé à consistance d'extrait, = 1.95 pour 100.

3. *L'alcool à* 90° sert ensuite à épuiser le reste de la matière. En opérant comme plus haut, on obtient un extrait pesant 18.50 pour 100.

4. *Épuisement par l'eau.* — Le bois, préalablement épuisé par les divers véhicules, ne cède qu'une quantité minime de produit à l'eau bouillante. En opérant sur 10 grammes de poudre, nous n'obtenons que 0.1444 d'extrait, soit 1.444 pour 100.

5. *Incinération.* — En incinérant la matière ainsi épuisée, nous constatons que le poids du résidu fixe s'élève à 1.426 pour 100.

Examen de la nature des divers produits d'épuisement. — A. *Extrait à l'éther de pétrole.*

Il renferme de la cire et des corps gras.

B. *Extrait éthéré.*

a) La solution éthérée, rouge, séparée des cristaux dont il vient d'être question, et formée de matière colorante et de tannin précitant le sel ferrique en bleu foncé. En évaporant ce liquide à siccité et le reprenant ultérieurement par l'eau, le tout ne se dissout plus. Il reste un abondant magma de tannin insoluble (phlobaphène). L'examen microscopique révèle, dans ce dépôt amorphe, une quantité de cristaux losangiques, qui présentent les mêmes caractères que ceux que nous séparons directement par le filtre.

b) Cristaux. — Contrairement à ce que nous avons obtenu avec les cristaux de l'extrait éthéré du produit d'exsudation (tanno-résine), ceux-ci ne se dissolvent pas dans l'eau bouillante : c'est donc là un premier caractère différentiel. On ne parvient qu'avec peine à les dissoudre dans l'alcool à 90°, mais ils se dissolvent mieux dans l'alcool à 95°. Ils sont infusibles et se décomposent en se volatilisant. L'acide sulfurique concentré les jaunit à peine ; au bout d'une demi-heure, la teinte disparaît complètement.

En ajoutant à l'acide sulfurique divers oxydants, tels que le bichromate, l'acide silicieux, l'acide molybdique, on n'obtient pas de changement de teinte appréciable.

L'acide nitrique, ajouté à l'acide sulfurique dans la proportion de 1/20 ou 1/40, provoque, au contraire, une coloration vert noir très intense, qui disparaît au bout de quelques minutes et à laquelle fait place une teinte jaune qui pâlit de plus en plus.

Avec l'acide nitrique seul, les cristaux prennent une teinte ardoisée qui passe au rouge cerise. Si, à ce moment, on ajoute quelques gouttes d'eau au produit de la réaction, on obtient une teinte pourpre superbe. Cette coloration se maintient pendant un certain temps, mais passe ensuite à l'orange.

Examiné au spectroscope, au moment où elle présente son plus bel éclat, elle ne fournit pas de bandes spéciales. Le rouge du spectre seul est absorbé.

La potasse et la soude caustique colorent et dissolvent les cristaux, comme ceux du produit d'exsudation (tanno-résine). Les solutions alcalines ne s'altèrent pas plus à l'air que les précédentes.

Il résulte donc, de l'examen des propriétés chimiques de ces cristaux, que nous n'avons pas affaire ici à de la catéchine, pas plus que dans le cas précédent.

C. *Extrait alcoolique.* — Le ballon dans lequel se fait l'épuisement se tapisse, à la partie inférieure, d'un dépôt blanc, au sein duquel il est aisé de déceler les mêmes cristaux que ceux fournis par l'extrait éthéré. Nous n'avons pas cherché à les isoler.

En évaporant la totalité du liquide alcoolique et essayant de redissoudre par l'eau le résidu, on constate, comme précédemment, la formation d'un abondant dépôt de phlobaphène. Les trois substances : cristaux, tannin soluble et tannin insoluble, constituent donc un mélange dont le poids total est de 18.50 pour 100.

D. *Extrait aqueux.* — Il ne présente rien de particulier. Ce n'est qu'un mélange de moins de 1.5 pour 100 de matières colorante, gommeuse et tannique. Une partie du résidu, calcinée avec du sodium, ne fournit pas de réaction de bleu de Prusse ; d'où absence de matières albuminoïdes.

Composition du bois. — En faisant la somme des divers produits extraits par nos véhicules, et en retranchant de 100, représentant un poids déterminé de poudre sèche, nous parvenons à fixer comme suit la composition du bois de *Spermolepis* :

Extrait pétroléique : cire et corps gras	0.35	
Extrait éthéré : cristaux	0.28	
— — tannin et phlobaphène	1.95	
Extrait alcoolique : cristaux, tannin et phlobaphène	18.50	
Extrait aqueux : Matière colorante gommeuse et tannique	1.444	
Incinération : sels fixes	1.426	
		23.950
Par différence : ligneux		76.050
		100.000

III. Ecorce de Spermolepis. — En opérant d'une manière entièrement identique, nous arrivons à établir la composition de l'écorce de la manière suivante :

Extrait pétroléique : cire et corps gras..........	0.82
Extrait éthéré : tannin et matière colorante jaune.	0.56
Extrait alcoolique : tannin et phlobaphène........	1.39
Extrait aqueux : matière colorante et tannin. ...	0.204
Incinération : sels fixes........................	4.322
	7.296
Par différence : ligneux................................	92.704
	100.000

Résumé. — L'étude comparée du produit d'exsudation, du bois et de l'écorce de *Spermolepis tannifera* nous montre que leur composition est essentiellement différente.

La matière colorante du bois et de l'écorce est rouge ; celle du produit d'exsudation, brun verdâtre.

Tous trois renferment du tannin ; mais le produit d'exsudation contient, outre l'acide gallotannique, de la tanno-résine, qui n'existe ni dans le bois ni dans l'écorce.

Le bois et l'écorce renferment des phlobaphènes, qui se comportent, au point de vue physique, d'une manière différente de la substance contenue dans le produit d'exsudation, et à laquelle nous réservons spécialement la dénomination de *tanno-résine.*

Le bois et le produit d'exsudation, enfin, renferment une matière cristallisée différente, au point de vue chimique, dans les deux cas, mais très voisine certainement de la *catéchine.* Quoique nous n'ayons pas eu assez de matière pour déterminer sa formule chimique, nous pouvons affirmer, du moins, que ce n'est pas de la *catéchine,* puisque les propriétés du composé que nous avons eu entre les mains ne sont pas celles de la *catéchine* des auteurs.

14340 — Paris. Impr. Ed. Duruy, rue Dussoubs, 22.

www.ingramcontent.com/pod-product-compliance
Lightning Source LLC
LaVergne TN
LVHW052016160826
845678LV00003B/1076

* 9 7 8 2 3 2 9 6 5 6 2 2 9 *